U0284347

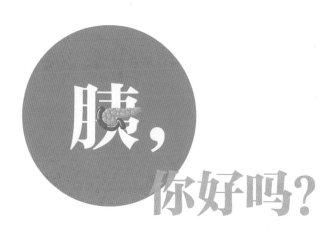

胰，你好吗？

主　编　项　红　尚　东

编　委（按姓氏笔画排序）

刘鹏飞　关　溪　张庆凯

赵　亮　梁国刚　韩京润

人民卫生出版社

·北　京·

图书在版编目（CIP）数据

胰，你好吗 / 项红，尚东主编. — 北京：人民卫
生出版社，2023.3
　　ISBN 978-7-117-34637-5

　　Ⅰ.①胰… 　Ⅱ.①项… 　②尚… 　Ⅲ.①胰腺疾病－防
治 　Ⅳ.①R567

中国国家版本馆 CIP 数据核字（2023）第 049547 号

人卫智网	www.ipmph.com	医学教育、学术、考试、健康， 购书智慧智能综合服务平台
人卫官网	www.pmph.com	人卫官方资讯发布平台

胰，你好吗
Yi, Nihaoma

主　　编：项　红　尚　东
出版发行：人民卫生出版社（中继线 010-59780011）
地　　址：北京市朝阳区潘家园南里 19 号
邮　　编：100021
E - mail：pmph @ pmph.com
购书热线：010-59787592　010-59787584　010-65264830
印　　刷：北京瑞禾彩色印刷有限公司
经　　销：新华书店
开　　本：787×1092　1/32　印张：2.5
字　　数：46 千字
版　　次：2023 年 3 月第 1 版
印　　次：2023 年 5 月第 1 次印刷
标准书号：ISBN 978-7-117-34637-5
定　　价：42.00 元

打击盗版举报电话：010-59787491　E-mail：WQ @ pmph.com
质量问题联系电话：010-59787234　E-mail：zhiliang @ pmph.com
数字融合服务电话：4001118166　E-mail：zengzhi @ pmph.com

前　言

本科毕业实习是我第一次近距离接触临床患者，深感大多数患者及家属医学知识匮乏，加之当时医患矛盾十分突出，很多患者对医生的话都持有怀疑的态度，这样就给了一些不法人员可乘之机，迷信偏方不肯遵医嘱而耽误病情的患者比比皆是。想做科普的种子可能就是那时候埋下的。

毕业后读研、工作，每天被生活裹挟着，忙忙碌碌，但身在医院总想做些科普，能把高深的医学知识轻轻松松就让患者明白。正式接触科普是在2021年我所在的科室举办"第一届中西医结合防治急腹症科普创新比赛"，我带领几位学生参赛，常常熬夜一点一点打磨作品，因为做的是自己感兴趣且一直想做的事儿，竟也不觉得辛苦，也是从那时开始做科普才被正式提上日程。

我的研究方向是胰腺炎及其恶性转化发病机制与中西医结合干预治疗，胰腺疾病自然成了我做科普的首选项。机缘巧合下遇到了同样对科普感兴趣的关溪老师、刘鹏飞同学和韩京润同学。起初只是师生几人凭借一腔热情写写画画，连自己都不知道能做成什么样子，当时想着只要还有一个人愿意认真看就已经很知足了，至于出版更是想都不敢想。幸运的是，大连医科大学附属第一医院中西医结合国家临床重点学科的学科带头人尚东教授看过我们的作品后，给予了充分的肯定，不仅在专业知识上和风格上给出了宝贵建议，还积极帮助我们联系出版社，这给了我们极大的鼓舞。

在此感谢关溪老师、刘鹏飞同学和韩京润同学没有嘲笑我一时的异想天开，在本书的成稿过程中，他们牺牲休息时间始终坚定地跟我一起反复斟酌修改，力争精益求精。感谢张庆凯老师、赵亮老师和梁国刚老师对本书的专业指导。感谢尚东教授在本书出版过程中给予的大力支持。

项红

2023 年 1 月

目　录

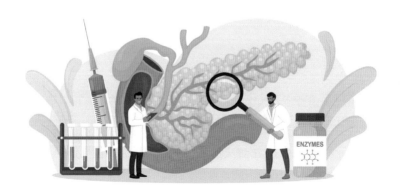

人体是非常聪明的，不会眼睁睁看着自己"嘎"了。一旦胰腺出事了，身体会通过各种途径给我们发出警报，一旦接收到这些求救信号，千万别不当回事儿，以免耽误最佳诊疗时间。

胰腺虽小，功能可不容小觑，结构越复杂功能越多越容易坏，但也不必谈"胰"色变。如今各种指南已经为胰腺疾病治疗指明了方向，平时多积累医学常识，心中有数，而不是遇事儿慌忙"百度"。

胰腺不起眼到什么程度呢？我们的中医老祖宗居然没有单独记载它，不过没关系，现代中医研究已经从众多古籍中挖掘继承并总结出了一套理、法、方、药完备的胰腺病辨证论治"武功秘籍"。

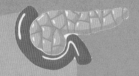

第一章　胰腺"住"在哪儿

　　说到心、肝、脾、肺、肾,人们都能聊上两句,但是"胰腺"作为人体非著名器官,非医学专业人士大多不知道它的存在,更别提对它有什么深入的了解,殊不知,胰腺可是堪比医学武林中的"扫地僧"。

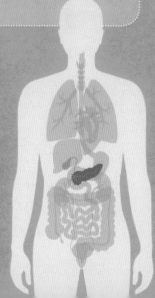

大众对胰腺不算熟悉，因为它"藏"得实在太深。它平时不声不响的，知名度远远不及心、肝、脾、肺、肾这些大众耳朵里的"常客"。听说过气得胃痛、气得肝儿痛，从来没人说气得胰痛。你要说胰痛，都不知道手往哪里指。

这问题就来了，胰腺到底"藏"在哪呢？

胰腺比较"害羞"，"躲"在腹腔最里面，背靠腹主动脉和脊柱。胃、肝、脾、十二指肠都是它的邻居。一般成年人的胰腺从胰头到胰尾长12～15cm，宽3～5cm，厚1.5～2.5cm，重70～100g，质地柔软，就像一根香蕉那么大。比起胃、肠这些器官，胰腺实在是排不上号儿，只能乖乖当小弟了。

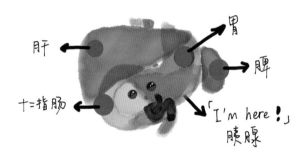

胰腺分成胰头、胰颈、胰体、胰尾4部分。大"头"被十二指肠环抱；紧邻胰头的部分是胰颈，周围血管非常丰富；最远端紧贴脾脏的叫胰尾，胰体一边牵着胰颈，一边拉着胰尾，独占C位，"左拥右抱"属实得意。

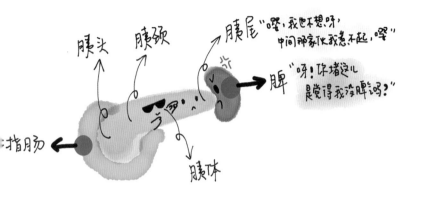

　　胰腺在腹壁的体表投影上缘约相当于脐上 10cm，下缘约位于脐上 5cm。但因为胰腺前面还覆盖着胃，有时胰腺发病疼痛时，还会被误认为是胃痛。

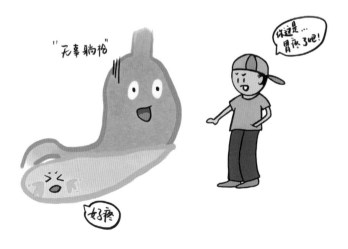

　　胰腺其实离脊柱更近，一般是第一、第二腰椎的位置，也就是最下位肋骨与脊柱交汇的地方，再往下一个椎体的位置。这也是为什么有时候胰腺炎患者感觉到后背痛的原因。

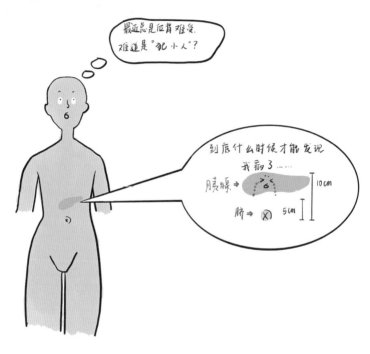

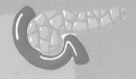

第二章 干饭人的"亲密战友"
——胰腺

俗话说"民以食为天"。胰腺小小的身躯却同时肩负内、外分泌的双重重任,是解决我们"天大的事儿"的重要器官,其妙就妙在不仅负责干饭,还包售后。

你要是以为胰腺个头小，平时也不声不响的，没啥大作用，那你就大错特错了。胰腺的作用可不容小觑。胰腺既有外分泌功能，又兼具内分泌功能。这种全才一旦生病，牵一发而动全身，五脏六腑都不得太平。

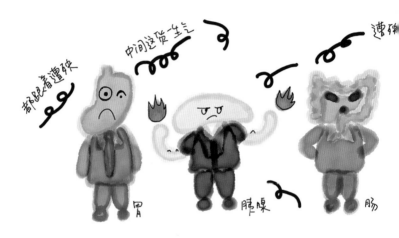

外分泌：干饭，我们是认真的

首先，说说外分泌。所谓外分泌是一些器官通过导管将分泌物输送到体表或管腔，比如汗腺分泌汗液、甲状腺分泌甲状腺素等。胰腺内也有这样专门的通道——胰管。纵贯胰腺头尾的主管道叫主胰管，起自胰尾，最爱在胰腺中"横行霸道"，沿途收集众多"小弟"（小胰管）。约85%的人主胰管与胆总管汇合形成共同通道，到达十二指肠乳头处，将胰腺分泌液和胆汁的混合分泌液一起排入十二指肠，参与食物消化。

　　要特别提一下"共同通道"，它由主胰管、胆总管组成的这个特殊的三岔路，是胰腺疾病和胆道疾病相互关联的重要解剖学基础。任何一条分支的堵塞、病变，都有可能引起其他两条分支的堵塞和继发病变。120多年前，德国病理学家Opie在解剖了一名病死的急性胰腺炎患者后，在胆总管和主胰管交汇的地方——肝胰壶腹 [又称法特（Vater）壶腹] 发现了结石，由此提出了著名的"共同通道学说"和"反流学说"，认为由于胆总管和主胰管所在共同通道的存在，胆汁向胰管反流，激活了胰酶，最终导致胰腺炎的发生。

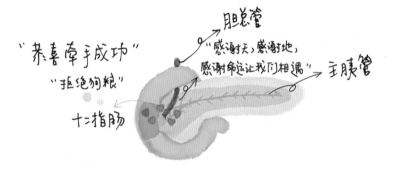

　　除了主胰管，在胰头还会有一条副胰管，当主胰管末端"罢工"（梗阻）时，胰液可经副胰管进入十二指肠。这个类似备胎的结构，也有"不循常道"的情况，收集的胰液不进入十二指肠而是汇集到主胰管。

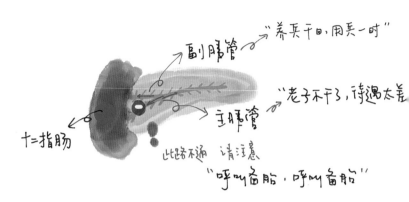

"养兵千日，用兵一时"

副胰管

"老子不干了，待遇太差"

主胰管

十二指肠

此路不通 请注意

"呼叫备胎，呼叫备胎"

看过了运输的管道，再来看看运输的贵重"货物"——胰液。这对干饭人来说可是"宝贝"。

胰腺是人体第二大外分泌器官，承担胰腺外分泌功能的胰腺组织由胰腺腺泡和导管两兄弟组成。腺泡细胞作为"主力军"，分泌各种消化酶，导管细胞则负责"添加"水和碳酸氢盐。因此，和酸性的胃液不同，胰液是偏碱性的。

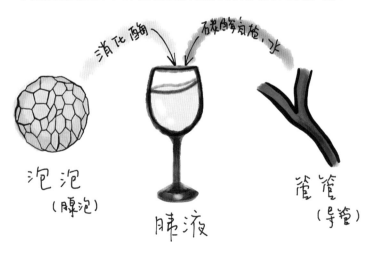

消化酶

碳酸氢盐、水

泡泡
（腺泡）

胰液

雀管
（导管）

胰腺每天要分泌 750 ~ 1500mL 胰液进入肠道，用于消化各种食物。

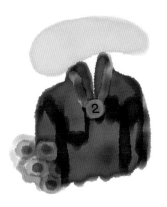

荣获"人体第二大外分泌
器官"称号

每日"训练量"达 750~1500ml

胰液包含十余种消化酶，几乎可消化所有食物，除了纤维素。其中胰淀粉酶、胰脂肪酶、胰蛋白酶尤为重要。但在进入十二指肠前，这些消化酶都是没有活性的酶原。只有接触到了肠黏膜上的激活酶它们才会被激活。这些"打了鸡血"（活化）的胰酶一进入小肠，便如鱼得水，开始不停"攻击"糖、蛋白质和脂质等"顽固分子"，把这些大分子、长链分子都"打碎"成更小的分子，以便人体吸收利用。

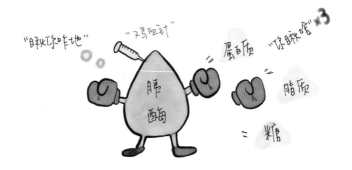

　　如果这些消化酶提前在胰腺内就被激活，那胰腺就相当于"自毁"。

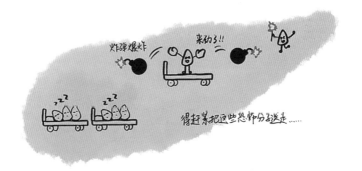

🐚 内分泌：唯一降低血糖的激素——胰岛素

　　胰岛素可比胰腺名气大多了。毕竟作为糖尿病患者最多的国家，2011—2021 年我国的糖尿病患病人数已由9 000 多万上升至1.4 亿。这都和人体的一部分细胞有关，即胰腺上的胰岛。胰岛是散布于胰腺腺泡之间、大小不等、形状不定的细胞团，承担了胰腺的内分泌功能。人有约 50 万个胰岛，占胰腺体积的 1% ～ 2%，好比大饼上撒芝麻。胰岛以胰岛 β 细胞（又称胰岛 B 细胞）为主，分泌胰岛素；其次是胰岛 α 细胞（又称胰岛 A 细胞）分泌胰高血糖素，以及胰岛 δ 细胞（又称胰岛 D 细胞）分泌生长抑素；还有少数胰岛 PP 细胞（又称胰岛 F 细胞）分泌胰多肽，D1 细胞分泌血管活性肠肽，G 细胞分泌促胃液素等。

本来胰腺炎都是"管管""泡泡"发生了问题，咬咬牙，胰岛兄弟们齐心，都能维持血糖平稳。但如果发生了重症急性胰腺炎或者是反复发病形成了慢性胰腺炎，以及因为恶性病变做了胰腺切除手术，都会对胰岛功能产生深远影响，患者极易并发胰源性糖尿病。

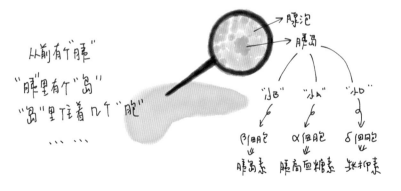

11

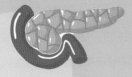

第三章　咋就得了胰腺炎

胰腺分泌的消化酶是食物消化过程中的"主角"，为了避免误伤，这些消化酶在胰腺中通常以无活性酶原形式存在，架不住破坏分子的反复刺激，被激怒的"乖宝宝"发起脾气来可是连自己的老窝都不放过⋯⋯

急性胰腺炎

说起急性胰腺炎，那些得过的人真是谈"胰"色变。突发的剧烈腹痛、剧烈呕吐、高热，都是急性胰腺炎发作时的典型症状。多种致病危险因素均可诱发急性胰腺炎，胆结石等胆道疾病、高脂血症和饮酒是常见的三大元凶。老年患者以胆源性胰腺炎居多，高甘油三酯血症性胰腺炎及酒精性急性胰腺炎在年轻男性患者中更常见。

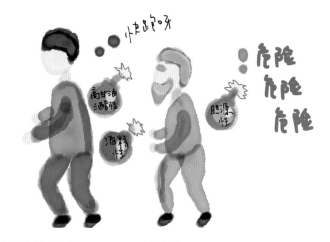

🦪 首要病因——胆道疾病

这里又要提到前面讲过的"共同通道"。主胰管与胆总管汇合，胆道有结石或炎症时，常常造成胆总管末端水肿、阻塞，汇合部位压力骤增，胆汁经"共同通道"逆流入胰管，引起胰管内压力增高，造成胰腺损伤。

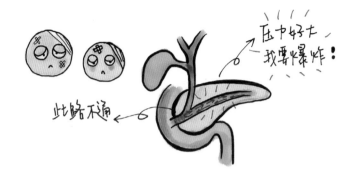

更为可怕的是，"乖宝宝"胰蛋白酶原在家门口受到极大刺激，瞬间黑化成杀伤力极强的胰蛋白酶，引发胰腺"自我"消化。想想看，胰腺也不过只是由蛋白质、脂肪组成的"小弟弟"呀。这种"自毁"模式一旦启动，就如洪水猛兽，势不可挡，导致急性胰腺炎，甚至重症急性胰腺炎。

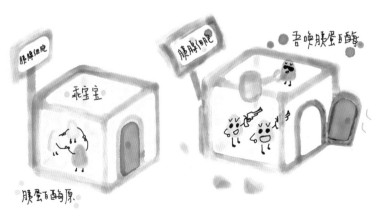

15

怡情小酒莫轻视

人常说喝酒伤肝，其实喝酒同样伤胰。一方面，酒精可刺激胰液和胰酶分泌，引起十二指肠乳头水肿、奥迪（Oddi）括约肌痉挛，前者是胰液和胆汁的排出口，相当于排水口，后者就是三岔路各个道口的伸缩门，水流越来越大，排水口越来越窄，导致胰管压力越来越高。另一方面，当分泌过多的胰酶无法及时排出，蓄积在胰管内，会对胰管上皮细胞造成直接损伤。酒精还会在胰腺内直接代谢成乙醛。虽然酒精代谢这个活儿主要由肝脏承担，但架不住胰腺是个全才，还勤快，悄悄地就把酒精代谢成乙醛了。它也不想想，代谢的乙醛又排不出去。好家伙，乙醛就可着胰腺霍霍（方言，意为损伤）。如果以为这些都是"喝大酒"（饮酒过量）才造成的，平时怡情小酌没关系，那就错啦。殊不知长期的酒精摄入对胰腺的损伤也是慢性的，会导致慢性胰腺炎。

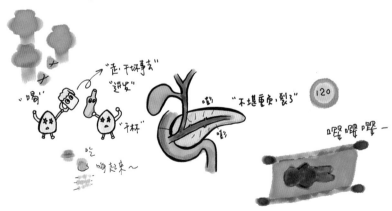

🐚 吃出来的胰腺炎

虽然高脂血症是胰腺炎的重要诱因，但并不是所有脂类都和胰腺炎有关。会导致心血管疾病的胆固醇就和胰腺炎无关，只有三酰甘油也就是我们常说的甘油三酯超出一定标准才会引发胰腺炎。尤其在暴饮暴食的时候，食物中大量的油脂和脂肪在小肠消化，以乳糜颗粒的形式进入血液，想象一下，这就类似于把油倒进水里，血浆一下子就浑浊了。乳糜颗粒中携带的三酰甘油再被代谢成甘油和游离脂肪酸，一方面，大量的乳糜颗粒来不及代谢，直接阻塞胰腺毛细血管；另一方面，已经代谢的游离脂肪酸大量囤积，进一步加剧胰腺微循环障碍，形成高凝状态，最终导致胰腺炎发生。所以，一定记牢这个数值：11.29mmol/L（1 000mg/dl），血液三酰甘油数值高于这个值，加上胰腺炎的典型症状就能诊断高甘油三酯血症性胰腺炎。

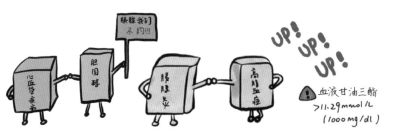

17

当然,还有一些其他可能导致胰腺炎的诱因,比如创伤。两个人打架,肚子被狠狠地揍了几拳,或者直接使用凶器,发生刺伤。再或者经历过某些侵入性的操作、手术等,例如内镜逆行胰胆管造影术(ERCP)就是一种侵入性的操作,在接受 ERCP 操作后,2% ~ 10% 的患者有发生胰腺炎的风险。

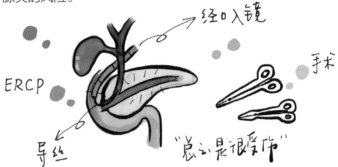

再比如一些疾病,如肿瘤。胰腺导管内乳头状黏液性肿瘤、胰腺癌等都会导致胰管梗阻,诱发急性胰腺炎。

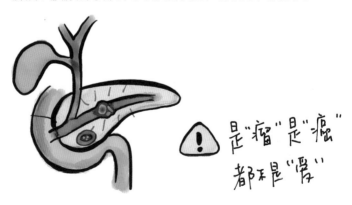

　　某些药物也会引发胰腺炎。虽然药源性胰腺炎发病仅占胰腺炎总发病率的 1%，但某些明确会引发胰腺炎的药物在服用时一定要多加留心。常见的容易导致胰腺炎的药物包括美沙拉秦、对乙酰氨基酚等非甾体抗炎药，呋塞米、噻嗪类利尿药，噻唑烷二酮类、胰高血糖素样肽 -1（GLP-1）受体激动剂等新型降血糖药，以及硫唑嘌呤、巯嘌呤、阿糖胞苷、去羟肌苷、雌激素、甲硝唑、丙戊酸等。因此，服用药物前一定要仔细阅读说明书，同时保留药品包装和说明书以备日后查阅。

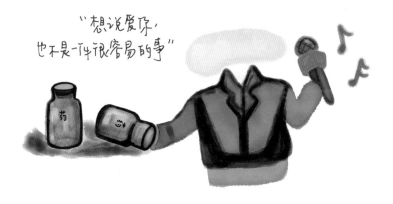

慢性胰腺炎

长期大量饮酒和吸烟是慢性胰腺炎常见的危险因素。一般每日乙醇摄入量大于 150g 者易患此症，每天 75 ~ 100g 的乙醇摄入量，对胰腺就会有一定的损伤。高脂肪、高蛋白质饮食的酗酒者发生酒精性慢性胰腺炎的危险度增高。

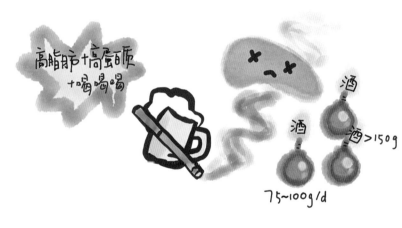

胆道感染时，胆胰管共同开口处可能发生炎性水肿、痉挛，甚至狭窄、梗阻。反复的炎症刺激胰管与胰腺实质逐渐发生钙化和纤维化、最终导致慢性胰腺炎。

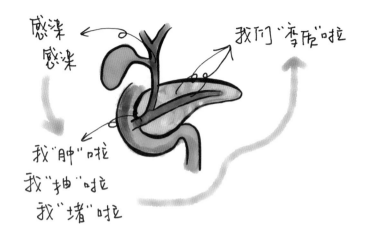

遗传性胰腺炎常于 10 ～ 12 岁初次发病，男女发病率大致相同；此外，还有一些 30 ～ 40 岁发病的患者，常表现为家族聚集性特点。

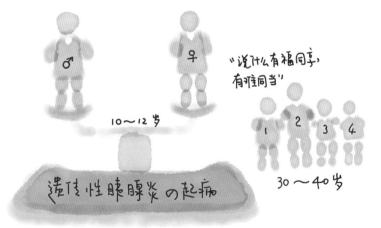

自身免疫性疾病也会引发慢性胰腺炎。慢性胰腺炎可合并干燥综合征、原发性硬化性胆管炎、原发性胆汁性肝硬化等免疫性疾病。

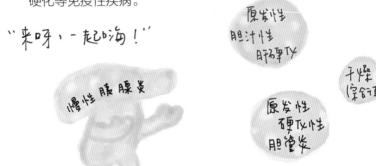

主胰管由于肿瘤、良性壶腹部狭窄、瘢痕而发生梗阻，可导致腺泡萎缩和纤维化以及导管系统扩张。

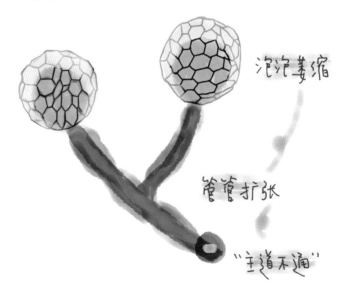

临床上不明显的腹部或背部创伤（如坠落、碰撞、冲击、挤压、拳打脚踢等腹部钝性损伤或手术造成胰腺组织广泛挫伤）也可能产生明显的胰腺损伤，导致慢性胰腺炎。

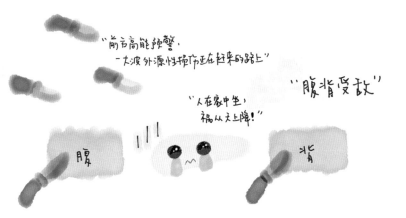

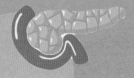

第四章　胰腺癌为啥偏偏盯上你

　　胰腺癌是名副其实的"癌中之王"，由于早期症状不典型，往往只有到晚期才能被确诊，因此错过最佳治疗时机。俗话说"知己知彼，百战不殆"，了解胰腺癌的偏好，才能做到科学预防。

根据国家癌症中心的登记数据，在我国常被诊断的癌症中,胰腺癌位列第十,同时也是我国第六大癌症死亡原因。2015 年共有 9.5 万胰腺癌新发病例和 8.5 万胰腺癌死亡病例。国家癌症中心的数据显示，2012—2015 年，被称为"癌症之王"的胰腺癌五年生存率仅为 7.2%，远远低于甲状腺癌 84.3% 的生存率。

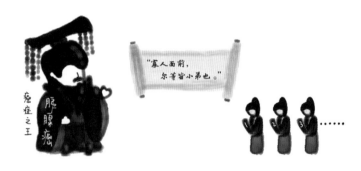

吸烟是公认的胰腺癌独立危险因素。超重、肥胖都会增加罹患胰腺癌的风险。酗酒、慢性胰腺炎、糖尿病、苯胺及苯类化合物接触史也是胰腺癌的危险因素。

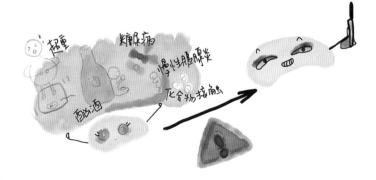

据中国胰腺疾病大数据平台统计，近 5 年在 10 000 余例手术切除的胰腺癌患者中，男性占近 60%，60 ~ 74 岁患者占 53%，有吸烟史者占 27%，有酗酒史者占 17%。其中有家族史者仅占 1%，低于国外文献报告。

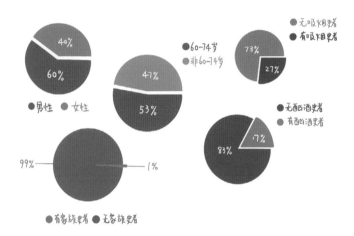

因此，戒烟戒酒、增加体力活动、积极控制体重都是避免罹患胰腺癌的好方法。

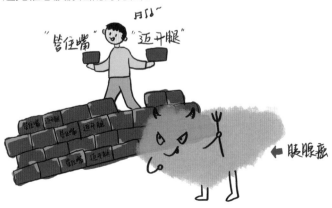

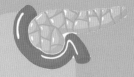

第五章　什么情况下应该看医生

　　人体是非常聪明的，不会眼睁睁看着自己"嘎"了。一旦胰腺出事了，身体会通过各种途径给我们发出警报，一旦接收到这些求救信号，千万别不当回事儿，以免耽误最佳诊疗时间。

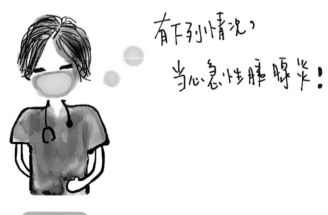

有下列情况，
当心急性胰腺炎！

警惕症状

　　持续性上腹部剧烈疼痛、后背放射痛，伴有腹胀、恶心、呕吐。有这些症状，别犹豫，麻溜儿（方言，尽快）去医院就医。某些时候患者表现的症状不够典型，特别是既往有胆囊炎、胆石症、高脂血症、饮酒史、暴饮暴食史的患者更要警惕急性胰腺炎的可能，及时就医，不能延误。

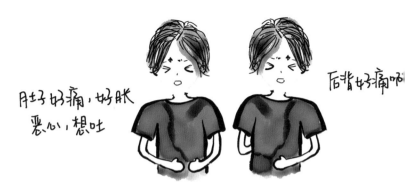

肚好好痛，好胀
恶心，想吐

后背好痛呀

检验指标

❋ 血清淀粉酶和 / 或脂肪酶活性至少高于正常值上限 3 倍。

❋ C 反应蛋白（CRP）增高，发病 48 小时 >150mg/mL 提示病情较重。

❋ 血糖 >11.1mmol/L，血钙 <1.87mmol/L 提示预后不良。

❋ 甘油三酯 >11.29mmol/L，可以帮助诊断高脂血症性胰腺炎。

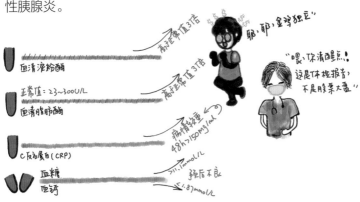

急性胰腺炎发病过程中，淀粉酶在血、尿中升高和降低的周期并不同步。血清淀粉酶在发病数小时开始升高，24 小时达高峰，4 ~ 5 天后逐渐降至正常水平；尿淀粉酶在 24 小时才开始升高，48 小时达高峰，1 ~ 2 周后恢复正常。但需要注意，淀粉酶的变化还要结合临床症状才能判断患者病情的变化。

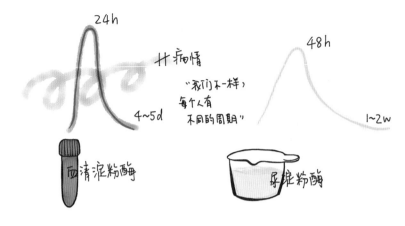

影像学检查

超声检查：如果考虑胆道疾病的可能，就有必要进行超声检查。发现胆道结石、胆管扩张，则胆源性胰腺炎可能性大。超声检查时，如发现胰腺组织存在均匀低回声就提示胰腺水肿；如存在粗大强回声，则提示胰腺存在出血或坏死的可能。

计算机体层成像（CT）：最具诊断价值的影像学检查方法。可鉴别是否合并胰腺组织坏死及范围。但除非超声检查手段不能确诊疾病，一般在发病 72 小时后再选择CT。

其他影像学检查，比如磁共振成像（MRI），适用于对含碘造影剂过敏、肾功能不全、年轻患者或孕妇，其检查胰腺水肿的敏感度优于 CT。再比如内镜超声检查，有助于发现普通超声检查不能发现的隐匿性胆道系统结石。

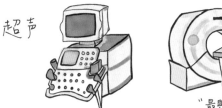

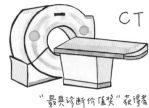

"最具诊断价值奖"获得者

"有一种痛叫以下讲的全是重点"

1. 均匀低回声 —— 胰腺水肿
2. 粗大强回声 —— 出血，坏死可能
3. 发现胆道结石，胆管扩张 —— 胆源性胰腺炎可能性大

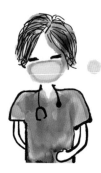

有下列情况，
慢性胰腺炎可能缠上你了！

警惕症状

反复发作的上腹部疼痛，体重下降，血糖升高和脂肪泻（俗称油花样腹泻）。

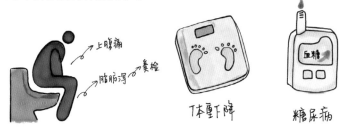

检验指标

❀ 粪便检查：只是诊断慢性胰腺炎的一个间接指标，检查结果能给医生一个很好的提示。当每天脂肪摄入量为100g 超过 3 天，大便脂肪含量超过 7g/d；测定粪便弹性蛋白酶 -1<200μg/g，提示胰腺外分泌功能不全。

❀ 当慢性胰腺炎急性发作时，可以参照急性胰腺炎进行常规实验室检查。

✿ 当有条件时，可以通过十二指肠收集胰液测定胰酶含量的直接方法进行胰腺外分泌功能检测。

✿ 检测胰岛素、C 肽、血糖、糖化血红蛋白等指标可以评估胰腺内分泌功能。

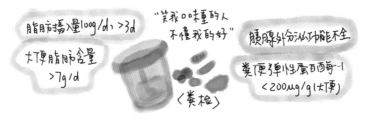

脂肪摄入量100g/d，>3d

大便脂肪含量 >7g/d

"笑我口味重的人
不懂我的好"

〈粪检〉

胰腺外分泌功能不全

粪便弹性蛋白酶-1 <200μg/g(大便)

影像学检查

✿ 超声检查：腹部胰腺超声检查可见胰腺区伴声影的强回声病灶、胰管形态变化、胰腺假性囊肿等，常用于慢性胰腺炎的初筛。

✿ X 线：胰腺钙化或胰管结石。

✿ CT：典型表现为胰腺钙化、胰管扩张、胰腺萎缩。胰管内胰腺钙化是慢性胰腺炎最特异的表现。

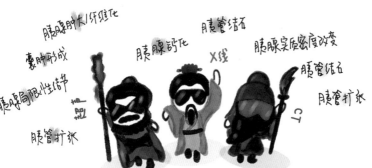

胰腺肿大/纤维化

囊肿形成

胰腺局限性结节

胰管扩张

胰腺钙化

X线

胰管结石

胰腺实质密度改变

胰管结石

胰管扩张

CT

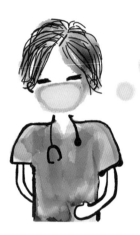

有下列小情况，
当心胰腺癌！

警惕症状

上腹部疼痛，饱胀不适，黄疸，食欲减退和消瘦。

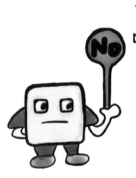

"小黄人"表示：
啥也不想吃了，肚子疼了胀
还变瘦了呢……

检验指标

验血：血尿淀粉酶升高；空腹或餐后血糖升高，糖耐量异常；血清总胆红素和直接胆红素升高；尿胆红素阳性。糖类抗原19-9（CA19-9）、癌抗原12-5（CA12-5）有助于胰腺癌诊断、预后评估、术后复发转移监测及疗效评价等。

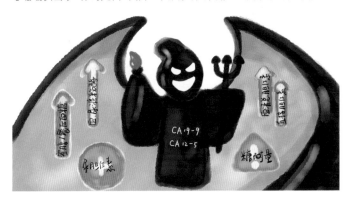

影像学检查

✿ CT：胰腺动态薄层增强扫描及三维重建是首选的影像学检查，用于胰腺肿瘤定性、定位诊断，在术前用来评估胰腺肿瘤可切除性。

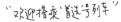

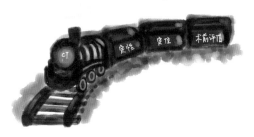

❋内镜超声检查（EUS）：为 CT 和 MRI 的重要补充，可发现小于 1cm 的肿瘤，必要时可行 EUS 引导下的穿刺活体组织检查（简称"活检"），鉴别肿物的良恶性。

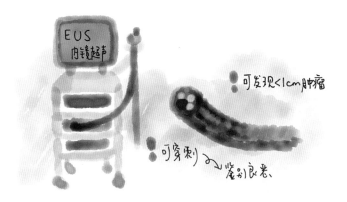

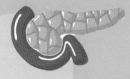

第六章 胰腺"病了"该咋治

胰腺虽小，功能可不容小觑，结构越复杂功能越多越容易坏，但也不必谈"胰"色变。如今各种指南已经为胰腺疾病治疗指明了方向，平时多积累医学常识，心中有数，而不是遇事儿慌忙"百度"。

急性胰腺炎

非手术治疗：轻症胰腺炎，及尚无外科干预适应证的中重度胰腺炎和急性重症性胰腺炎。早期治疗主要包括禁食、胃肠减压、静脉补液、镇痛、营养支持、抑制胰腺分泌、防治休克。

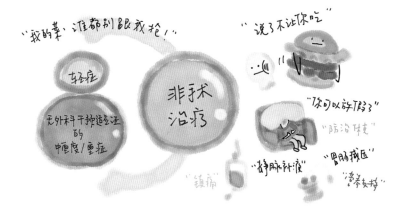

微创治疗：经皮穿刺置管引流术（PCD），超声内镜引导下穿刺引流（ETD），腹腔镜，经十二指肠镜的内镜逆行胰胆管造影（ERCP）。

《微创天团》

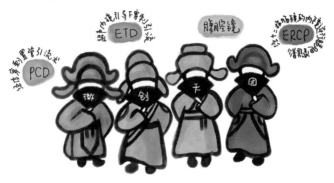

手术治疗：肠梗阻、腹腔高压难以控制或严重的腹腔感染微创引流失败。

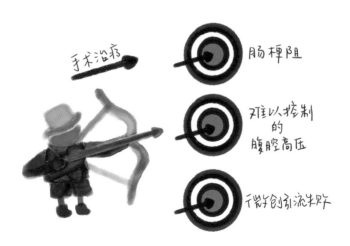

慢性胰腺炎

非手术治疗：禁酒、戒烟，少食多餐，高蛋白质、高纤维素、低脂肪饮食，控制糖的摄入，适当运动，镇痛，补充胰酶。

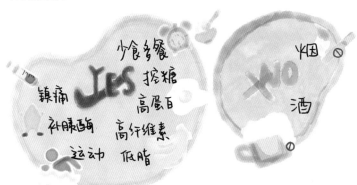

内镜介入：胰管结石、胰管狭窄、胰腺假性囊肿、胆管狭窄等。

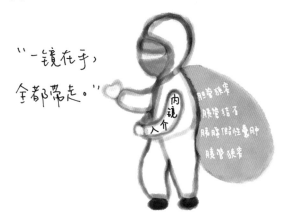

手术治疗：慢性胰腺炎合并胆道梗阻，十二指肠梗阻和怀疑癌变者，应尽早手术。手术目的是减轻疼痛，延缓疾病进展，但不能逆转病理过程。

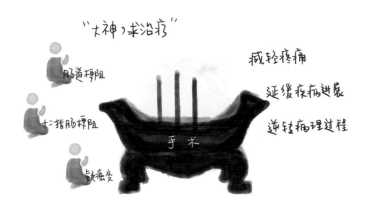

胰腺癌

胰腺癌具有早期诊断困难、手术切除率低、术后易复发转移等临床特点。

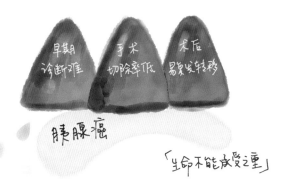

术后 2 年内，建议每 3 个月复查血清肿瘤标志物，每 6 个月进行 CT 或 MRI 等影像学检查；术后 2 年后延长至每 6 个月复查血清肿瘤标志物，每 12 个月进行影像学检查。期间如有血清肿瘤标志物升高、淋巴结肿大等复发可疑征象，应及时进一步排查明确。

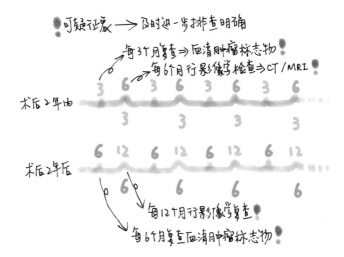

"必杀技"

SELECT 中西医结合微创外科理念 = 胆胰子镜（SpyGlass）+ 经内镜逆行胰胆管造影（ERCP）+ 腹腔镜（Laparoscopy）+ 超声内镜（EUS）+ 胆道镜（Choledochoscopy）+ 中医药（Traditional Chinese Medicine）。

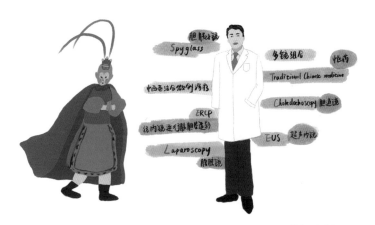

急性胆源性胰腺炎急性期可以通过 ERCP 进行内镜下胆管内支架引流术（ERBD）及内镜下胰管内支架引流术（ERPD）畅通胆管及胰管，缓解胆管炎及胰腺炎；稳定期可以通过 ERCP、SpyGlass、EUS、胆道镜及腹腔镜等不同组合方式去除胆源性胰腺炎病因。

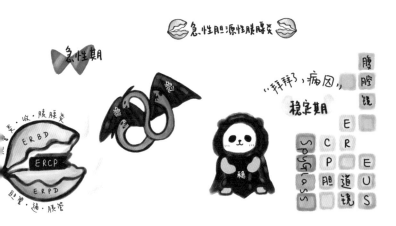

肿块型慢性胰腺炎、免疫性胰腺炎，可以通过 EUS 及超声内镜引导细针穿刺抽吸术（EUS-FNA）进行鉴别诊断。

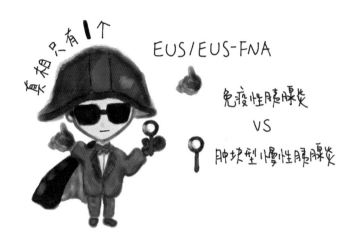

对于存在胰管结石者，可以通过 ERCP + SpyGlass 结合体外震波进行碎石取石。有症状的胰腺假性囊肿者，可在 EUS 引导下经胃后壁或十二指肠壁行支架内引流。疑似恶变或症状不缓解者，可采用腹腔镜手术，包括胰管－空肠吻合内引流术、胰腺切除术等。

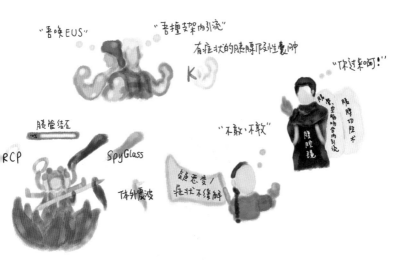

胰腺肿瘤：胰体尾切除术、胰腺肿物剜除术、胰腺中段切除术,采用ERCP+内镜下胰管内支架引流术(ERPD)能够降低术后胰漏的发生率。

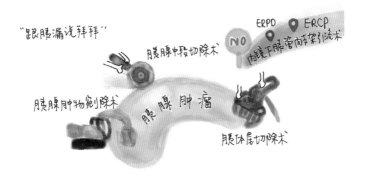

在围手术期应用中医药，能够缩短患者病程，减少并发症，降低医疗费用，加快促进康复。

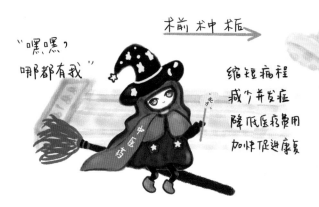

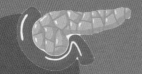

第七章 千"方"百"剂"话中医

胰腺不起眼到什么程度呢？我们的中医老祖宗居然没有单独记载它，不过没关系，现代中医研究已经从众多古籍中挖掘继承并总结出了一套理、法、方、药完备的胰腺病辨证论治"武功秘籍"。

急性胰腺炎

中医古籍中并无急性胰腺炎的记载，根据本病的病因、发病部位及临床特点，将其归属于中医的腹痛、脾心痛、胰瘅范畴。

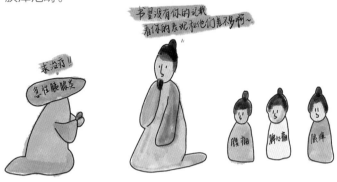

急性胰腺炎病性以里、实、热证为主。病机演变以湿、热、瘀、毒蕴结中焦而致脾胃升降传导失司，肝失疏泄为中心。

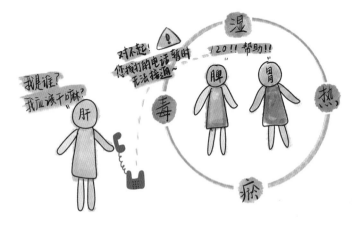

虽然都是急性胰腺炎，但不同病程时期及临床表现对应不同的中医证型，治疗方法也完全不一样，这就是中医讲的同病异治。

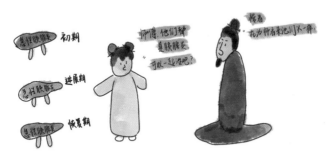

急性胰腺炎患者初期正盛邪轻，多为气滞邪壅。如果患者出现右中上腹痛、两胁胀痛，气放出来就舒服了（矢气则舒），一会儿林黛玉一会儿张飞（抑郁易怒、善太息），恶心呕吐、嗳气呃逆、大便不畅，则为肝郁气滞证，可以用柴胡疏肝散合清胰汤，疏肝理气。

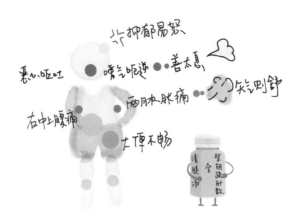

如果患者有胁肋胀痛、口苦泛恶、身目发黄、大便不调、小便短黄、吃不下饭（乏力、食欲不振），则为肝胆湿热证，可以用茵陈蒿汤合龙胆泻肝汤或清胰汤，清利肝胆湿热。

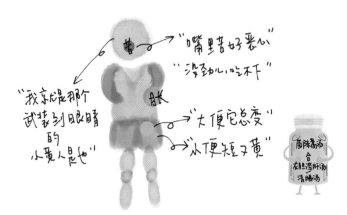

如果患者有胸胁上腹硬满疼痛拒按、胸胁苦满、寒热往来、心烦喜呕、小便短赤涩痛、大便秘结，很可能是结胸里实证，可以用清胰汤合大陷胸汤，通里攻下、理气活血。

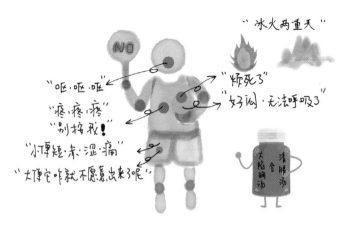

如果患者表现出腹部刺痛拒按、痛处不移、出血、皮肤青紫瘀斑，总是晚上发热（发热夜甚），小便短赤、大便燥结，腹部可扪及包块，则为瘀热（毒）互结证，可以用泻心汤或大黄牡丹皮汤合膈下逐瘀汤，清热泻火、祛瘀通腑。

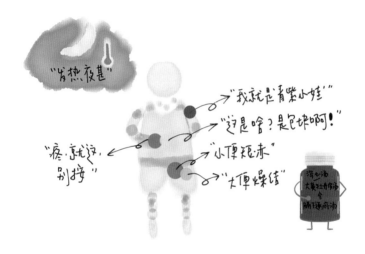

如果患者有寒战发热、烦渴多汗、呼吸喘促、烦躁不宁、恶心呕吐、神志不清、二便不通、皮肤花斑，则为内闭外脱证，当以小承气汤合四逆汤，通腑逐瘀、回阳救逆。

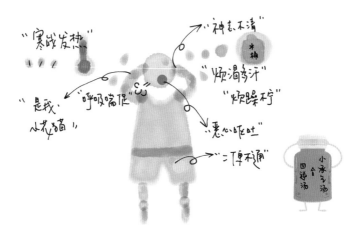

急性胰腺炎恢复期，患者以腹胀、食欲不振、少气懒言、神疲乏力、恶心呕吐、呕吐清水、大便稀溏、面色萎黄或㿠白为主要表现的，则为脾气虚证，当以补中益气汤，益气健脾。

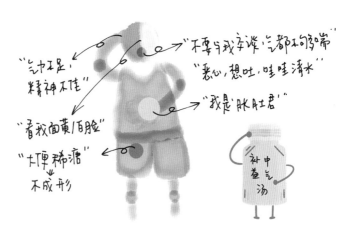

以少气懒言、潮热盗汗、短气自汗、口干舌燥、五心烦热、食欲不振为主的气阴两伤证，当以生脉散合益胃汤，益气养阴。

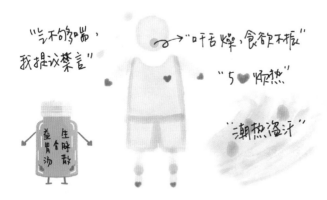

如果患者出现腹部拘急疼痛、喜温喜按、心悸虚烦、虚怯少气、面色无华、乏力、食欲不振，可确诊为中焦虚寒证。当以小建中汤，温中补虚、和里缓急。

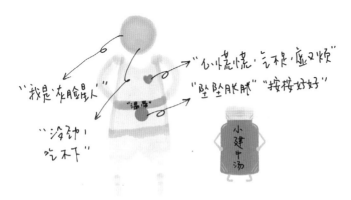

如果患者出现心下痞满不痛、呕吐下利、口干口苦、食欲不振、少气懒言、嗳气频频，实为寒热错杂痞满证。当以半夏泻心汤，寒热平调、消痞散结。

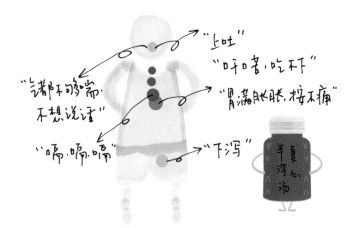

患者出现腹部包块，影像学检查发现腹水、假性囊肿、胰腺包裹性坏死，患者有口干不欲饮、局部刺痛、局部压痛、皮下瘀斑等症状，可诊断为瘀血阻滞证。当以血府逐瘀汤，活血化瘀、行气止痛。

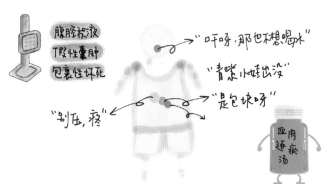

【小贴士】

中药膏剂外敷

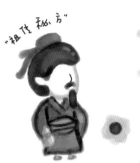

"祖传秘方"

- 六合丹/活血止痛膏剂
- 外敷相应部位
  - 积液/囊肿/包裹性坏死于腹腔位置
  - 腹腔室隔综合征分型
- 6~8h/次，1次/d

芒硝外敷

- 精制细颗粒芒硝
- 棉布包装
- 外敷相应部位
  腹水
  /胰腺及周围组织水肿范围部位
- 2~8h/次，1~3次/d

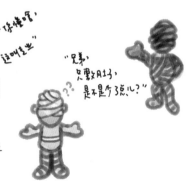

"你体内，这叫炎症"

"兄弟，只要敷对时，是不是个事儿？"

针刺治疗

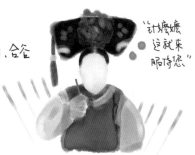

"针妈妈
这就来
服侍您"

- 1.5寸毫针
- 足三里、三阴交、阳陵泉、内关、支沟、合谷
  - 辨证论治以穴位加减
  - 补泻手法
  - 电针
- 6~12个穴位/次，留针30min
  1~2次/d，1~3w/疗程

穴位注射

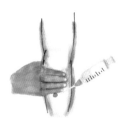

- 双侧足三里
  - 心率>100次/min
  - ☑ 心脏病病史/前列腺肥大☑
  - → 新斯的明1ml/次 甲氧氯普胺10mg/次
  - 2~3次/d，3~7d/疗程
    定频/停用 胃肠动力/大便情况

慢性胰腺炎

慢性胰腺炎属于中医腹痛、胃脘痛、泄泻、癥瘕积聚等病证范畴。

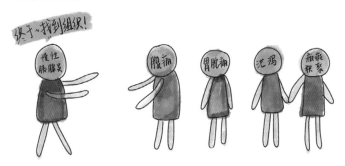

急性发作期如果患者表现为中上腹痛，痛窜两胁、矢气则舒，忧思恼怒则剧，抑郁易怒，善太息，恶心呕吐，嗳气呃逆，大便不畅，可诊断为肝郁气滞证，常以柴胡疏肝散合清胰汤，疏肝理气、行气通腑。

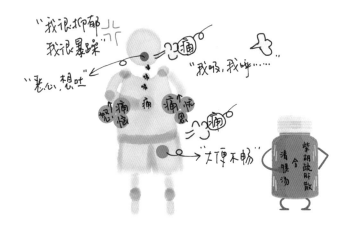

患者如果出现上腹部及胁肋胀痛、口苦呕恶、小便黄赤、大便不爽、身热阴痒、身目发黄，可能是肝胆湿热证。此时应以龙胆泻肝汤合茵陈蒿汤，清热利湿、通腑止痛。

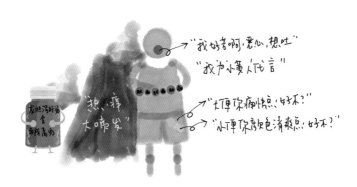

患者如果出现腹部刺痛、痛连两胁，痛处固定拒按，疼痛夜甚；腹部或有包块，质软不坚；大便秘结，抑郁易怒，实为气滞血瘀证，当以膈下逐瘀汤，行气活血、理气止痛。

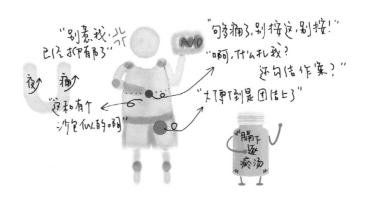

患者如果出现腹痛拒按、壮热便结、烦渴引饮、小便短赤涩痛、日晡潮热、口干口臭，则为热结里实证，当以大承气汤合保和丸，泄热通腑、消食导滞。

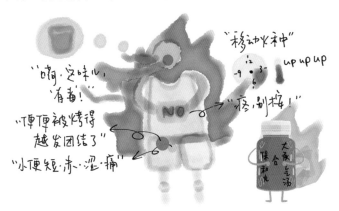

慢性胰腺炎恢复期，患者如果出现纳呆便溏、胃脘胀满、倦怠乏力、面色萎黄、少气懒言、时而腹痛，即可诊断为脾胃虚弱证，当以参苓白术散，健脾益气。

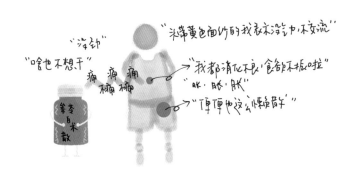

少气懒言、自汗盗汗、大便时泻时秘、口渴引饮、五心烦热、乏力少神，实为气阴两虚证，当以生脉散合七味白术散，补气健脾、益气养阴。

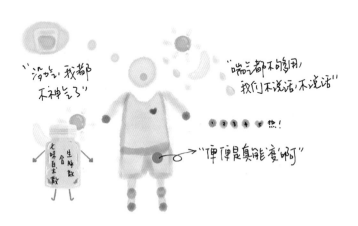

患者如果出现腹部包块、胀满刺痛、神倦乏力、形体消瘦、面色晦暗、纳谷不佳，则为癥积瘀结证，当以桂枝茯苓丸合膈下逐瘀汤，化癥消积。

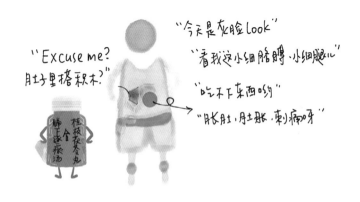

还有一种阴阳两虚证，患者主要表现为形体羸弱、形寒怕热、溏泻无度，或见五更泻泄、潮热盗汗，或自汗、少气懒言、腰膝酸软，男子遗精阳痿，女子经闭。当以肾气丸或二仙汤加味，滋阴补阳。

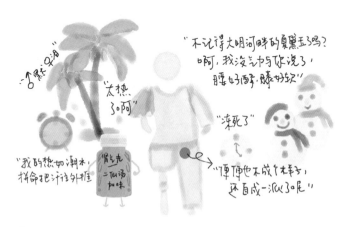

【小贴士】

针灸镇痛

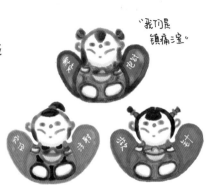

- 6~12个穴位
  - 辨证论治以穴位加减
  - 补泻手法
  - 电针
  - 穴位注射
  - 揿针（慢性疼痛）
- 留针30min
- 1~2次/d，1~3w/疗程

中药膏剂外敷

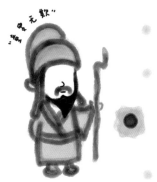

"哪里不舒服"

- 六合丹/活血止痛膏剂
- 外敷相应部位
  - 积液/囊肿/包裹性坏死于腹腔内
  - 腹腔室隔综合征分型
- 6~8h/次，1次/d

中药保留灌肠治疗

- 水煎取汁，保留灌肠
  - 辨证论治选择处方
- 100~150ml/次，1~6次/d
  - 据病情 增减次数

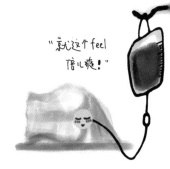

"就这个feel 倍儿爽！"

其他方法

腹部推拿疗法、穴位贴敷疗法、穴位注射疗法、按压、灸法、穴位埋线等方法，都是长期疼痛患者的治疗选择。

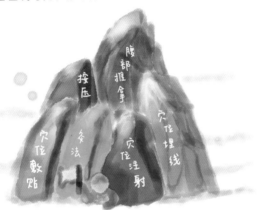

"我，长期疼痛，投降！"

胰腺癌

中医认为，气机不畅、脾湿困郁是胰腺癌的首要病因，正气虚弱、脏腑失调是发病的内在条件。

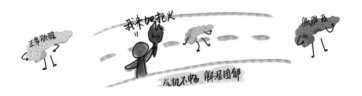

患者上腹部不适或疼痛按之舒适、面浮色白、纳呆、消瘦、便溏、恶风自汗、口干不多饮，可诊断为脾虚气滞证。治疗常以六君子汤或香砂六君子汤或六磨饮子等，健脾理气。

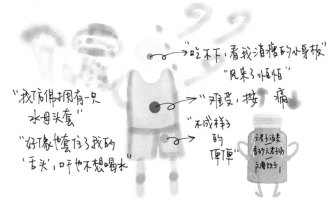

患者如果出现上腹部胀满不适或胀痛、发热缠绵、口渴而不喜饮、黄疸、小便黄赤、口苦口臭、便溏味重、心中懊恼，可能是湿热蕴结证，以三仁汤、茵陈五苓散，清热化湿。

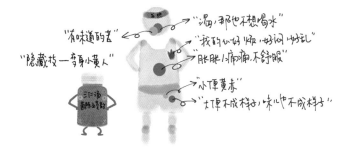

患者如果出现上腹部胀满不适或胀痛、腹部肿块明显、胸闷气短、食欲不振，或大便溏薄、肢体乏力，甚至面浮足肿，诊断为气滞湿阻证，可用二陈汤、平胃散以理气化湿。

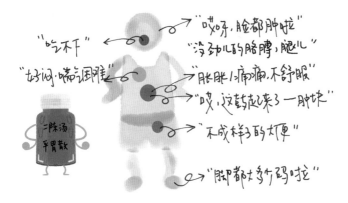

患者如果出现上腹部胀满不适或胀痛、低热、午后颧红、盗汗、口干喜饮、便燥行艰，实为阴津不足证，此时当养阴清热，可选用沙参麦冬汤、一贯煎或增液汤等。

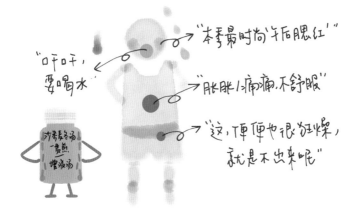

参考文献

[1] Blumgart L.H. 肝胆胰外科手术图谱 [M]. 尚东, 译. 北京: 人民军医出版社, 2015.

[2] 陈孝平, 汪建平, 赵继宗. 外科学 [M].9 版. 北京: 人民卫生出版社, 2018.

[3] 中华医学会外科学分会胰腺外科学组. 中国急性胰腺炎诊治指南 (2021)[J]. 中华消化外科杂志, 2021, 20(7):730-739.

[4] 邹文斌, 廖专, 李兆申 .2018 年版慢性胰腺炎诊治指南解读 [J]. 肝胆外科杂志, 2019, 27(5):321-323.

[5] 中华医学会外科学分会胰腺外科学组. 中国胰腺癌诊治指南 (2021)[J]. 中华消化外科杂志, 2021, 20(7):713-729.

[6] 李军祥, 陈誩, 唐文富. 急性胰腺炎中西医结合诊疗共识意见 (2017 年)[J]. 中国中西医结合消化杂志, 2017, 25(12):901-909.

[7] 唐文富. 慢性胰腺炎中西医结合诊疗共识意见 (2020)[J]. 中国中西医结合消化杂志, 2020, 28(10):731-739.

[8] 刘鲁明. 胰腺癌的中西医综合治疗进展 [J]. 癌症进展, 2005(6):35-39.

[9] 大连医科大学中西医结合研究院尚东教授团队. 中西医结合治疗胰腺疾病研究——大连医科大学尚东团队研究思路与方法概述 [J]. 世界科学技术 - 中医药现代化, 2021, 23(9):2977-2985.

[10] 陈旭, 李爽, 张桂信, 等 .SELECT 中西医结合微创治疗理念在急性胰腺炎治疗中的应用 [J]. 临床肝胆病杂志, 2020, 36(12):2646-2650.